AF321210

PUBLICATIONS DU *PROGRÈS MÉDICAL*

TRAITEMENT

DE

LA BLENNORRHAGIE

PAR LES

INJECTIONS D'HUILE IODOFORMÉE

PAR

Paul THIÉRY

Aide d'anatomie de la Faculté, interne des hôpitaux.

PARIS

Aux Bureaux du PROGRÈS MÉDICAL | A. DELAHAYE et E. LECROSNIER

LIBRAIRES-ÉDITEURS

14, rue des Carmes, 14 | Place de l'École-de-Médecine

1887

TRAITEMENT

DE

LA BLENNORRHAGIE

PAR LES

INJECTIONS D'HUILE IODOFORMÉE

Parmi les affections des voies génito-urinaires, il en est peu qui aient donné lieu à des traitements aussi divers et aussi inefficaces que la blennorrhagie, et cette multiplicité même montre les difficultés que rencontre le médecin lorsqu'il entreprend la guérison de cette maladie si commune et si grosse de conséquences : Il y a pourtant tout intérêt pour le malade à être guéri promptement (c'est ce qu'il demande) et radicalement (c'est ce que doit obtenir le médecin).

Or il est évident (et il est facile de s'en convaincre) que la blennorrhagie tend d'elle-même à la résolution : cette affection, toute bactérienne qu'elle soit, a une évolution cyclique bien nette, et il nous est arrivé bien souvent d'observer dans les salles du Midi, pendant notre internat chez le Dr Humbert, notre maître, des malades qui guérissent en dehors de tout traitement. Mais c'est là l'exception et cela parce que, à côté même de cette tendance à la guérison que présente la maladie il faut faire intervenir les imprudences multiples que commettent les malades, excès de boissons, de femmes, etc., qui font passer la plupart du temps leur gonorrhée à l'état chronique : c'est la blennorrhagie chronique, à rechute ou à répétition, maladie aussi fréquente que rebelle au traitement.

Trois méthodes de traitement peuvent être employées : l'expectation qui réussit parfois ; les émollients suivis des balsamiques; l'abortion. Nous employons de préférence le second traitement pour en avoir vu les bons effets et nous n'hésitons pas à dire que le traitement, tel qu'il est indiqué à la consultation externe du Midi, suffit presque toujours lorsque le malade est docile, et désireux de guérir complètement. Nous formulons ici ce traitement.

PREMIÈRE PÉRIODE. (*Ordonnance n° 1.*) — 1° Défense absolue de boire de la bière, du café, des liqueurs, du vin blanc et de voir des femmes. Ne pas porter la main aux yeux. 2° Trois fois par semaine un grand bain d'une heure. 3° Ne boire que de l'eau rougie aux repas. Boire en outre chaque jour un litre d'eau dans lequel on fera dissoudre un des paquets suivants :

Bicarbonate de soude, 30 gr.

Divisez en 10 paquets. 4° Porter un suspensoir; éviter toute fatigue et les marches prolongées.

DEUXIÈME PÉRIODE. (*Ordonnance n° 2.*) 1° Mêmes observations que dans le paragraphe 1° de l'ordonnance précédente. 2° Supprimer les bains et le bicarbonate. Ne pas boire en dehors des repas. 3° Prendre chaque jour six boulettes grosses comme des noisettes de l'opiat suivant :

P. de copahu }
P. de cubèbe } ââ 60 grammes.
Magnésie q. s. pour faire un opiat.

4° Comme dans l'ordonnance n° 1.

Si toutes les conditions sont remplies, si l'ordonnance est respectée dans tous ses détails, et toutes les privations qu'elle comporte supportées, on peut garantir le succès. Mais le vin, les femmes ont de tels attraits pour la population hospitalière, nous dirions plus même....., que le malade demande le plus souvent une guérison rapide, « il ne veut pas couler » ou trompe le médecin et dit ne plus souffrir pour « qu'on la coupe de suite. »

C'est ce qui a conduit à la méthode dite abortive, méthode pleine de promesses et vraiment idéale pour le malade puisqu'il suffirait, à peu de choses près, du même temps pour contracter et guérir la chaude-pisse. Que de temps économisé en faveur du coït et que d'excès en plus on peut se permettre ; il est triste de dire que c'est là le langage de la plupart des malades. Mais la méthode abortive est douloureuse, dangereuse entre des mains inexpérimentées : elle doit être rejetée dans la plupart des cas.

Nous apportons une certaine timidité à présenter un nouvel agent thérapeutique après que tant d'autres ont été essayés, préconisés, acceptés, rejetés.

Cependant nous avons été frappés de ce fait que partant de la doctrine microbienne désormais acquise par les recherches de Neisser et bien d'autres (1) on n'ait pas essayé, à côté du nitrate d'argent et des antiseptiques puissants, sublimé, acide phénique, acide borique, sulfate de quinine, résorcine, etc., ordinairement employés, on n'ait pas, disons-nous, employé ce merveilleux antiseptique dont on fait un usage quotidien en chirurgie, l'iodoforme.

Et pourquoi l'iodoforme, dira-t-on ? Nous en avons bien d'autres. Nous le savons et nous ne nions pas leur action : s'ils ont souvent subi des échecs c'est que, comme M. Humbert nous l'a montré bien souvent, les malades ne font pas, ne savent pas faire les injections sans quoi tout antiseptique devrait agir.

Mais pour ne prendre qu'un de ces agents thérapeutiques en particulier, peut-on croire que le sublimé, par exemple, qui coagule les albuminoïdes, qui se combine à eux en formant une couche inerte, non microbicide,

---

(1) Voyez *Bibliographie* : in Cornil et Babès. *Les Bactéries*, et revue de M. P. Bricon, in *Progrès médical*, n°s 32 et 33, 1884.

qui n'a par conséquent qu'une action passagère et superficielle, vaille le nitrate d'argent, qui en même temps qu'il agit sur les microorganismes modifie profondément la muqueuse ?

Quant à l'iodoforme, outre sa valeur antiseptique, outre la facilité avec laquelle il est absorbé au niveau d'une muqueuse dénudée, n'a-t-il pas aussi une action analgésiante bien connue et ces deux propriétés réunies ne semblent-elles pas le désigner pour l'emploi thérapeutique que nous étudions.

Encore une fois, s'il n'est pas meilleur il n'est certes pas plus mauvais, et nous dirions volontiers il est moins dangereux ; il a contre lui sa seule odeur, révélatrice il est vrai, mais on sait maintenant la masquer par l'addition de corps divers, vanilline, coumarine, essence d'eucalyptus, etc.

Enfin, l'iodol pourrait sans doute être employé à sa place, comme semblent l'indiquer les propriétés antiseptiques identiques de l'un et l'autre corps : bien que nous n'ayons point fait cette recherche, nous croyons d'après les récentes publications que la substitution de l'un à l'autre est facile.

Au moment où nous avons commencé ces recherches, nous n'avions pas vu mentionner l'iodoforme au nombre des antiseptiques que l'on avait appliqués au traitement de la blennorrhagie. Parmi les ouvrages que nous avons consultés depuis, les uns ne mentionnent pas l'iodoforme, parce qu'il n'était pas encore entré dans la pratique journalière des affections vénériennes, les autres ne lui accordent aucune attention.

Langlebert. — *Traité des maladies vénériennes* (1864). Cullerier. — *Maladies vénériennes* (1866). Diday et Doyon. — *Maladies vénériennes et cutanées* (1876). Rizat. — *Manuel des maladies vénériennes* (1881). Dictionnaire de Jaccoud, — *Articles blen-*

norrhagie, iodoforme, injections. N'en font point mention.

Nous trouvons dans Poulet et Bousquet la phrase sui-vante : « Diverses solutions antiseptiques avec acid phénique ou borique, sublimé, iodoforme, sulfate d e quinine ont été tour à tour employées sans succès. A différentes reprises, nous avons aussi répété ces expé-riences et malgré les précautions les plus minutieuses les résultats n'ont pas été satisfaisants. »

Le journal anglais *The Lancet* (5 et 12 août 1882) contient un article de Watson Cheyne intitulé : « On the abortive treatment of gonorrhea » où l'auteur in-siste sur l'emploi de l'iodoforme incorporé au beurre de cacao et moulé sous forme de bougies de 5 pouces de long, calibre n° 10, qui pèsent 2 gr. et demi et renfer-ment 0 gr. 30 d'iodoforme. On laisse ces bougies en place 4 à 5 heures, puis on pratique une injection de sulfo-phénate de zinc à 1/300°. On administre le copahu. Les jours suivants on répète 5 à 6 fois les injections de sulfo-phénate jusqu'à sédation des phénomènes aigus ; on a recours ensuite aux injections astringentes. L'ob-servation, basée sur 40 cas, établit que la guérison sur-vient en 8 ou 10 jours. Pour être efficace, le traitement doit être appliqué dès le début de l'affection, *avant la fin* du premier septénaire.

Nous ne savons si à ces deux mentions de l'iodoforme viennent s'en ajouter d'autres (1) dont nous n'avons pas connaissance et notre bibliographie est sans doute fort incomplète ; mais l'iodoforme est un médicament in-connu du médecin et du malade pour le traitement de la gonorrhée. Nous le trouvons cité deux fois : dans le premier cas comme *inefficace ;* dans le second, on a eu

---

(1) Eichorst (*Handbuch der speciellen Pathologie*) parle éga-lement de l'iodoforme associé *au sulfate de zinc,* dans le cas de blennorrhagie datant de plus de six jours; il recommande de faire une injection chaque deux heures.

recours simultanément au copahu, à des injections antiseptiques et astringentes, si bien que ces observations nous paraissent entachées d'indécision et d'incertitude ; nous serions heureux de savoir si d'autres expérimentateurs l'ont employé et quels résultats ils ont obtenus.

L'injection donnée dès le début de la blennorrhagie, c'est la chasse aux gonococcus : c'est leur mort que l'on veut ; leur végétation ne doit pas être annihilée momentanément : il faut qu'ils soient détruits.

Bien que la plupart des traités classiques donnent nettement les indications de ces injections, nous avons voulu nous rendre compte des rapports qui existaient entre l'abondance des gonococcus contenus dans le pus blennorrhagique et la période à laquelle était arrivée la maladie.

Voici quelques résultats : ils portent sur l'examen bactérioscopique de 38 cas.

De cet examen il semble résulter que dans le pus de blennorrhagie récente (1er au 5e jour) les gonococci sont relativement peu abondants : ils augmentent du 5e au 15e jour, époque à laquelle ils sont abondants, surtout vers le 8e ou 10e jour où nous les voyons mentionnés dans nos notes comme très abondants ; à partir du 15e jour ils tendent à diminuer dans nombre de cas ; assez souvent cependant ils persistent en nombre considérable jusqu'à la fin de la 3e semaine, à ce moment leur nombre diminue de plus en plus et cette diminution coïncide exactement avec la décroissance de l'inflammation blennorrhagique. Quant à l'écoulement passé à l'état chronique, à la blennorrhée et goutte militaire, nous ne pouvons nous prononcer. Il résulte de 5 examens que nous avons faits attentivement que les microorganismes caractéristiques n'existeraient pas dans les préparations provenant de pus aussi ancien : tout dernièrement cependant Neisser y a constaté leur présence et en a tiré des inductions relativement à la contagion possible de ces écoulements anciens.

De ces recherches découlent plusieurs considérations importantes et que le seul raisonnement pouvait faire prévoir : au début (4 premiers jours) les microorganismes sont peu nombreux : c'est le moment où l'on doit employer l'injection antiseptique ; c'est de l'abortion si l'on veut, mais par antisepsie et non pas comme on le croyait autrefois par modification brusque de l'état inflammatoire de la muqueuse. Passé ce délai, les microbes pullulent et le but sera par conséquent plus difficile à atteindre. Mais si l'on songe combien rares sont les malades qui (surtout dans la population hospitalière), s'occupent d'une blennorrhagie au début, d'un simple « petit échauffement » on conçoit les difficultés qui se présentent lorsqu'on veut expérimenter sur des chaudes-pisses récentes et comme on le verra plus loin c'est seulement sur des chaudes-pisses relativement anciennes (eu égard au développement des microorganismes), que l'on a pu faire porter l'observation puisque la guérison n'a été entreprise, sauf un cas, que du 8° au 15° jour après le début de l'affection.

Un fait est encore à considérer : dans l'examen bactériologique on trouve tantôt les microbes cantonnés dans les leucocytes sous forme d'amas serrés : les cellules sont « chargées à mitraille » de gonococci. Parfois au contraire ceux-ci sont libres dans le liquide qui sert de véhicule aux globules blancs ; il est évident que dans le 1er cas l'action des antiseptiques sera moins efficace que dans le second, les microorganismes étant protégés par l'enveloppe protoplasmique que leur fournit la cellule qui les contient : malheureusement l'âge de l'écoulement ne nous paraît avoir aucune influence sur la répartition extra ou intra-cellulaire des microbes et par suite on n'en peut tirer les indications que l'on était en droit d'attendre concernant l'opportunité de la méthode antiseptique.

Nous publions à l'appui de nos assertions six observations : le nombre est, il est vrai, peu considérable, mais nous avons dû prendre la peine de faire nous-mêmes les injections deux fois par jour au début (suivant le procédé que nous indiquerons à la fin de cette étude), nous devons cependant remercier ici les externes du service qui ont bien voulu nous remplacer parfois dans cette tâche fastidieuse. Remarquons aussi que les injections n'ont été faites que deux fois par jour au début, et bientôt une seule fois, chiffre évidemment trop faible et qui doit augmenter de beaucoup la durée du traitement.

Observations (1) où le malade sorti avant guérison complète était très amélioré.

OBSERVATION I.— M..., boucher, 24 ans, entre le 29 avril, salle 4, n° 19. Chaudepisse (1re) datant de quinze jours : douleurs vives. Ecoulement très abondant. A pris des capsules de Santal (60 environ) et trente injections de bismuth et laudanum, qui, au dire du malade, n'ont eu aucune action.

Injections d'iodoforme faites dans le service :

> 1re et 2e, le 1er mai.
> 3e, le 2 mai ; aucun écoulement, plus de douleurs.
> 4e et 5e, le 3 mai.
> 6e et 7e, le 4 mai.
> 8e et 9e, le 5 mai.
> 10e, le 6 mai.

Le malade est renvoyé pour insubordination ; il ne coule plus : le canal est encore un peu sensible au moment de la miction.

OBS. II. — F..., forgeron, 39 ans, entre le 12 juillet, salle 4, n° 19.

Blennorrhagie datant de quinze jours. Une blennorrhagie il y a 5 ans. Ecoulement très abondant. Douleurs vives.

Injections d'iodoforme, deux par jour les deux premiers jours : l'écoulement diminue à la quatrième ; les jours suivants, une injection par jour ; à la seizième, écoulement presque nul.

Le malade est renvoyé pour insubordination : l'écoulement n'avait pas reparu depuis 3 jours.

---

(1) Toutes ces observations proviennent du service de M. le D Humbert, chirurgien de l'hôpital du Midi.

4 observations complètes, le malade étant sorti après guérison complète.

Obs. III. — Résultat remarquable.

P...., raffineur, 27 ans, entre le 29 avril, salle 4, n° 22. Blennorrhagie datant de quatre jours (pas de blennorrhagie antérieure). Le malade n'a suivi aucun traitement. Ecoulement très abondant. Douleur vive.

Injections d'iodoforme :

> 1re et 2e, le 1er mai.
> 3e, le 2 mai ; l'écoulement a beaucoup diminué ainsi que la douleur.
> 4e et 5e, le 8 mai.
> 6e et 7e, le 4 mai.
> 8e, le 5 mai.

Le malade sort guéri (pas de douleurs, pas d'écoulement) au bout de cinq jours de traitement (total: huit injections seulement).

Obs. IV.—L..., cuisinier, 28 ans. Entré le 29 avril 1886, salle 4, n° 16. Chaudepisse de huit jours (1re) non traitée. Douleurs vives en urinant. Ecoulement excessivement abondant. Lymphangite dorsale. Adénite droite.

On fait en tout 24 injections. L'écoulement cesse à la dixième, reparaît un peu, mais à partir de la seizième, il a complètement disparu. On continue le traitement sur les instances du malade qui redoutait une récidive.

Durée du traitement: dix-huit jours ; total des injections : vingt-quatre (le malade était déjà guéri au onzième jour du traitement).

Obs. V. — P..., 28 ans, chauffeur. Entré le 29 avril, salle 4, n° 18. Blennorrhagie (1re) de huit jours non traitée. Douleurs vives en urinant. Ecoulement très abondant.

On a fait en tout 29 injections (une par jour environ, chiffre insuffisant), l'écoulement a été modifié dès la dixième injection, ainsi que les douleurs qui ont cessé à ce moment. L'écoulement a complètement disparu à la vingt-troisième injection. Le malade est sorti complètement guéri le 28 mai, le traitement ayant commencé le 1er mai.

Obs. VI. — R..., 38 ans, serrurier, salle 3, n° 22. Blennorrhagie (1re) datant de quinze jours. Ecoulement assez abondant. Douleurs vives au moment de la miction.

Injections d'iodoforme.

1re, le 8 juillet soir.

2e et 3e, le 9 juillet ; la douleur a beaucoup diminué.

4e et 5e, le 10 juillet ; l'écoulement est moindre.

6e et 7e, le 11 juillet ; plus de douleurs en urinant.

8e et 9e, le 12 juillet.

10e, le 13 juillet.

11e et 12e, le 14 juillet ; accuse la saveur d'iode dans la bouche.

13e, le 15 juillet.

14e et 15e, le 16 juillet ; le malade est guéri.

16e le 17 juillet.

Total : 16 injections. Traitement suivi pendant 10 jours.

Ces résultats paraîtront plus nets résumés sous forme de tableau synoptique que nous donnons plus loin.

Discutons ces résultats : dans un cas (observation III), la guérison a été rapide, la blennorrhagie était guérie par 8 injections en 5 jours de traitement et a eu une durée totale de 9 jours seulement.

Mais il faut remarquer que le cas était tout à fait favorable : blennorrhagie récente, vierge de tout traitement si l'on ose dire, et prise au moment où les gonococci ne sont pas encore à leur période de végétation active : le résultat a été bon et on pouvait s'y attendre.

Cependant, les autres cas sont loin d'être défavorables, puisque, dans l'observation I, 10 injections seulement ont guéri en 6 jours une blennorrhagie de 15 jours rebelle aux autres moyens.

16, 18, 24, 29 injections ont guéri d'autres blennorrhagies de 8 à 15 jours, ce qui donne pour une d'entre elles (observation VI) une durée totale de 23 jours, de 19 pour une autre, de 28 pour une autre encore, soit en réalité une durée de 13 jours de traitement, chiffre établi sur la moyenne de la totalité des cas observés (1).

Que si nous comparons ces résultats à ceux du traitement ordinaire, émollient au début, puis balsamique,

---

(1) Il est toujours difficile de revoir les malades après guérison. Deux des nôtres ont été revus, l'un 20 jours, l'autre deux mois après le traitement : l'écoulement n'avait pas reparu.

TABLEAU SYNOPTIQUE

Observ.	Age de la blennorrhagie.	Traitement antérieur.	Etat du malade.	Nombre d'injections.	Début de l'amélioration.	Etat à la sortie.	Durée du traitement.
I.	15 jours (1re).	60 capsules santal. 30 injections bismuth. Laud. inefficaces.	Douleurs vives. Ecoulement très abondant.	10	Troisième injection.	Guérison presque complète.	6 jours.
II.	15 jours (2e).	Non traitée.	Douleur peu vive. Ecoulem. très abondant.	18	Quatrième.	Guéri.	13 jours.
III.	4 jours (1re).	Non traitée.	Douleurs vives. Ecoulement abondant.	8	Troisième.	Guéri.	5 jours.
IV.	8 jours (1re).	Non traitée.	Douleur. Ecoulement très abondant. Adénite droite.	24	Troisième.	Guéri.	18 jours, guéri dès le 11e.
V.	8 jours (1re).	Non traitée.	Douleurs vives. Ecoulement très abondant.	29	3e. L'écoul. cesse, puis reprend ; amél. compl. la 10e.	Guéri.	28 jours, guéri dès le 22".
VI.	15 jours (1re).	Non traitée.	Douleurs vives. Ecoulement assez abondant.	16	Troisième.	Guéri.	10 jours, guéri dès le 8e.

nous voyons qu'ici le malade prend (en admettant qu'il suive scrupuleusement le régime indiqué) du bicarbonate de 12 à 15 jours ; de l'opiat, 15 jours environ : soit 30 jours au bout desquels l'écoulement est rarement nul ; c'est-à-dire un bénéfice de 18 à 20 jours en faveur des injections d'iodoforme, résultat que les malades apprécieront à sa valeur.

Nous avons dit déjà et nous le répétons pour éviter tout reproche : il existe d'autres antiseptiques que nous ne voulons pas condamner au profit de l'iodoforme avant l'expérience ; mais tous les malades se sont sentis soulagés dès le début, effet qu'on obtient rarement avec les injections ordinaires, bien qu'on prenne le soin comme dans la formule du Midi d'ajouter aux injections une certaine proportion de laudanum :

Eau distillée	100 grammes.
Sulfate de zinc.	1 gramme.
Laud. de Sydenham.	XX gouttes.

L'iodoforme joint donc à l'action antiseptique et microbicide une propriété analgésique qu'on lui a déjà reconnu dans le pansement des plaies : il est précieux de l'utiliser.

Nous voulons aller au-devant des quelques objections qu'on pourrait nous faire : en ce qui concerne l'odeur si insupportable, elle est efficacement neutralisée par les corps que nous avons indiqués plus haut ; nous avons fait une réserve en faveur de l'iodol que nous avons l'intention d'expérimenter.

Quant à l'intoxication, elle nous paraît impossible : outre qu'elle n'est pas fréquente, en tant que résultant de l'emploi de l'iodoforme seul, on peut facilement vérifier l'élimination de l'iodoforme par l'examen des urines : dans un seul cas, le malade a accusé une saveur d'iode dans la bouche sans autre accident ; nous n'avons point retrouvé l'iode dans la salive ; peut-être était-ce là une sensation produite par le contact de quelque corps

qui développe l'odeur alliacée de l'acétylène qui se dé-
gage au moment de la formation des composés métal-
liques iodurés (signe de l'argent de Poncet).

L'action a été rapide, active : dans deux cas, l'examen
bactériologique, pratiqué tous les deux jours, nous a
démontré que les microbes disparaissaient rapidement
au fur et à mesure que les injections étaient plus fré-
quentes, leur nombre étant tout à fait minime dès la 8e.

Nous allons maintenant exposer la technique que nous
avons suivie pour arriver à ces résultats :

Partant de ce fait d'observation, que la plupart des
traitements de ce genre échouent dans la blennorrhagie,
parce que les malades *ne savent pas* faire les injections,
nous avons tenu à les pratiquer nous-mêmes, aimant
mieux sacrifier le nombre des observations à l'exactitude
des résultats et aux précautions multiples que les malades auraient négligées et qui sont de toute importance.

Et, d'abord, comment devions-nous employer l'iodoforme ? nous nous sommes servis d'abord d'éther iodoformé à saturation, l'injection était très douloureuse.
Nous avons ensuite mélangé à l'éther iodoformé, parties
égales d'huile d'amandes douces, et nous laissions éva-
porer l'excès d'éther. En dernier lieu enfin, nous nous
sommes arrêtés à l'iodoforme *porphyrisé* aussi complètement que possible, et mis en suspension dans l'huile
d'amandes douces par simple agitation du liquide.

Le procédé opératoire de l'injection a été plusieurs
fois modifié : primitivement, chaque injection était pré-
cédée d'un lavage du canal à l'eau tiède, à l'aide d'un
instillateur porté dans la région bulbeuse : en poussant
doucement le piston de la seringue, on lave le canal
sans refouler le pus dans la vessie, la tonicité du
sphincter suffisant pour empêcher la béance du col; on
peut d'ailleurs employer la sonde à jet rétrograde; le
lavage ou plutôt le passage de l'instillateur est doulou-
reux, et, d'ailleurs, le lavage idéal doit être rétrograde,
c'est-à-dire aller de la vessie au méat. La meilleure in-

jection détersive, c'est la miction que le malade avait soin d'exécuter quelques minutes avant que nous fassions l'injection.

Pour l'injection huilée elle-même, nous avons d'abord porté le liquide antiseptique directement au fond de l'urèthre antérieur, comme on le fait pour les instillations antérieures ; mais, réfléchissant que le passage de l'instillateur ne pouvait qu'irriter la muqueuse et retarder la guérison, nous avons fait dans la suite ces injections en introduisant l'olive en arrière du méat. Nous injections ainsi 8 gr. de liquide environ, le malade maintient ensuite, comme le recommande Diday (pratique des maladies vénériennes), son doigt appliqué au méat (afin qu'aucune partie du canal n'échappe à l'action antiseptique du liquide) et garde l'injection vingt minutes environ. Le régime sobre est de rigueur pendant la durée des injections.

Tel a été notre modus faciendi ; tels ont été nos résultats et nous n'hésiterions pas, *urgente Venere*, à recourir à ce traitement qui nous a paru actif, rapide et d'une inocuité absolue.

PARIS. — IMP. V. GOUPY ET JOURDAN, RUE DE RENNES, 71.